DE LA
MYOPIE SCOLAIRE

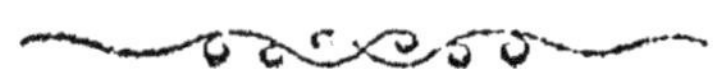

NOUVELLE MÉTHODE DE TRAITEMENT DE LA MYOPIE PROGRESSIVE

PAR

LE Dr H.-N. DRANSART

ANCIEN INTERNE DES HOPITAUX DE PARIS.

Directeur de l'Institut ophthalmique de Somain et des Mines d'Anzin.
Médecin de la Clinique ophthalmologique de Douai,
du Chemin de Fer du Nord,
des Mines d'Aniche, des Acieries de France à Berguette, etc.
Membre de la Société Centrale de Médecine du Nord,
de la Société centrale des Sciences et des Arts de Douai,
de la Société Anatomique de Paris, etc.

ARRAS

Imprimerie et Lithographie Gustave Maréchal

76, rue Saint-Maurice, 76.

1884

LISTE

DES

PRINCIPAUX TRAVAUX PUBLIÉS PAR LE Dr DRANSART

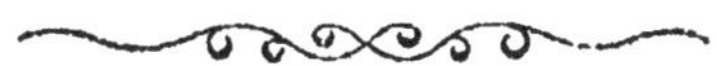

1° Contribution à l'anatomie et à la physiologie pathologique des tumeurs urineuses et abcès urineux. (*Progrès médical* 1873).

2° Contribution à l'étude de l'ophthalmie sympathique. (1873).

3° Nystagmus des mineurs. (*Congrès du Hâvre* 1877).

4° Formes cliniques du nystagmus des mineurs. (*Congrès d'Amsterdam* 1879).

5° Procédé spécial pour l'opération du blépharophimosis. (*Congrès de Lille* 1874).

6° Rapports cliniques entre l'œil et l'oreille. (*Congrès de Reims* 1880).

7° Procédé opératoire spécial contre la blépharoptose. (*Société de médecine du Nord* 1880).

8° Nystagmus des mineurs et héméralopie. (*Congrès de la Rochelle* 1882).

9° Guérison du ptosis. (*Annales d'oculistique et Société de médecine du Nord* 1882).

10° Conjonctivité rhumatismale. (*Annales d'oculistique et Société de médecine du Nord* 1882).

11° Anémie des mineurs. (*Société Médico-Scientifique et Congrès de la Rochelle* 1882).

12° Traitement du décollement de la rétine par l'iridectomie. (*Congrès français d'ophthalmologie* 1883).

13° Rapports cliniques entre le glaucome, la myopie et le décollement de la rétine. — Traitement du décollement de la rétine et de la myopie progressive par l'indectomie et la sclérotomie. (*Congrès de Rouen* 1883).

DE LA MYOPIE SCOLAIRE

NOUVELLE MÉTHODE DE TRAITEMENT DE LA MYOPIE PROGRESSIVE

PAR

LE Dr H.-N. DRANSART

ANCIEN INTERNE DES HOPITAUX DE PARIS.

Directeur de l'Institut ophthalmique de Somain et des Mines d'Anzin.
Médecin de la Clinique ophthalmologique de Douai,
du Chemin de Fer du Nord,
des Mines d'Aniche, des Acieries de France à Berguette, etc.
Membre de la Société Centrale de Médecine du Nord,
de la Société centrale des Sciences et des Arts de Douai,
de la Société Anatomique de Paris, etc.

ARRAS
Imprimerie et Lithographie Gustave Maréchal
76, rue Saint-Maurice, 76.

1884

DE LA
MYOPIE SCOLAIRE

NOUVELLE MÉTHODE DE TRAITEMENT DE LA MYOPIE PROGRESSIVE

CONFÉRENCE

FAITE

le 25 Juillet 1884, à la Société Médico-Scientifique du Nord et du Pas-de-Calais.

Je suis chargé de vous présenter l'état de la science sur la myopie scolaire. Je vais essayer de la faire aussi brièvement que possible, tout en vous donnant les éléments voulus, pour juger par vous mêmes et vous permettre de donner des conseils bien entendus aux administrations qui ont la charge de l'hygiène scolaire et aux jeunes gens atteints de cette affection.

L'importance de la question saute aux yeux quand on pense que sur 50,000 élèves examinés, on a trouvé près de 15,000 myopes.

Un des auteurs qui se sont le plus occupés de statistique sur ce point, Erisman, estime que si les progrès de la myopie continuent encore une cinquantaine d'années toutes les générations futures seront myopes.

Il appartient donc aux hygiénistes et par le fait aux médecins de s'opposer à ce transformisme oculaire auquel l'humanité ne peut que perdre.

Il est facile de s'assurer que la myopie est une question à laquelle personne ne peut rester étranger ; elle intéresse toutes les classes de la société, puisque tous les enfants indistinctement apprenant à lire et à écrire se trouvent dans les conditions voulues pour acquérir la myopie.

Il importe donc de vulgariser les notions et les progrès de la science sur la myopie et il serait à souhaiter que la myopie fut bien connue des instituteurs et des administrations qui sont à même de provoquer le plus efficacement les mesures nécessaires pour protéger la société contre ce mal qui devient de jour en jour plus envahissant.

Je vais entrer immédiatement dans le cœur de la question en vous présentant quelques unes de ces statistiques parmi les plus intéressantes :

STATISTIQUE D'ERISMAN

faite sur 4,358 Enfants, pris dans 4 Ecoles Russes et 4 Ecoles Allemandes.

Sur 4,358 Sujets	**(Erisman)**		**Statistique**
Myopes.	1,347	soit 30. 2	p. 100.
Emmétropes . . .	1,122	— 26.	—
Hypermétropes . .	1,889	— 43. 3	—
Amblyopes . . .	20	— 0. 5	—

Sur 3,266 Garçons, il trouva :

Myopes.	1,017	soit	31. 1	p. 100.
Emmétropes . . .	867	—	26. 5	—
Hypermétropes . .	1,369	—	42.	—
Amblyopes . . .	13	—	0. 4	—

Sur 1,092 Filles :

Myopes.	300	soit	27. 5	p. 100.
Emmétropes . . .	265	—	24. 2	—
Hypermétropes . .	520	—	47. 7	—
Amblyopes . . .	7	—	0. 6	—

Sur 3,534 Elèves russes ***pensionnaires*** **:**

Myopes.	866	soit	34. 2	p. 100.
Emmétropes . . .	654	—	25. 8	—
Hypermétropes . .	1,003	—	39. 5	—
Amblyopes . . .	13	—	0. 5	—

Sur 1,824 Elèves allemands ***externes*** **:**

Myopes.	451	soit	24. 7	p. 100.
Emmétropes . . .	478	—	26. 2	—
Hypermétropes . .	886	—	48. 6	—
Amblyopes . . .	9	—	0. 5	—

La statistique d'Erisman (1) prouve :

1° que la myopie est plus fréquente chez les garçons

(1) D'après Erisman, chez les Enfants de 6 à 7 ans, il y a Hypermétropes 76 à 78 p. %.

que chez les filles. Les filles étudient moins que les garçons.

2° Que la myopie est plus fréquente chez les pensionnaires que chez les externes. Les externes ont moins de travail, leur vision n'est pas aussi limitée ; ils peuvent détendre leur accommodation.

3° Que l'hypermétropie est l'état normal physiologique chez les enfants de 6 à 7 ans qui tous avaient une acuité visuelle 1 malgré l'interposition d'un verre convexe faible.

4° que l'acuité visuelle est plus faible chez le myope surtout dans les fortes myopies.

STATISTIQUE DE COHN DE BRESLAU

Cohn a observé que les écoles de villages renfermaient moins de myopes que celles des villes ; sa statistique prouve que la myopie s'élève en raison du degré d'instruction. Il a constaté que le degré de la myopie s'élève assez régulièrement de deux ans en deux ans dans les diverses écoles.

Seggel (1) Statistique de 16,00 Soldats.

Parmi les	Paysans.	2	p. 100 de myopes.
—	Journaliers. . . .	4	—
—	Artisans.	9	—
—	Négociants, imprim .	44	—
—	Volontaires d'un an.	58	—

(1) Giraud-Teulon, si je ne me trompe, a signalé une promotion de l'École Polytechnique dont tous les sujets indistinctement étaient myopes.

Tscherning Statistique

	Nomb-e total.	Myopes.	Pour cent.
Professions libérales	491	159	32. 38
Négociants.	1,009	159	15. 76
Artistes, Ingénieurs, Architectes.	270	36	13. 33
Artisans à travail rapproché . .	566	66	11. 66
Artisans divers	2,861	150	5. 24
Journaliers, Paysans, Marins . .	2,326	57	2. 45

Changements de la réfraction survenus dans l'espace de six ans, observés sur 88 Elèves, par REICH, à Tiflis,

p. p. 303, 310 { *Albrect Von Graefe, archives fur Ophthalmologie*, T, XXIX, F. 2.

Elèves de l'Athénée *(Classes Supérieures).*

Emmétropes.	1876.		1882.	
Myopes	35	p. 100.	43	p. 100.
Hypermétropes	36	—	3/4	—
Amblyopie et astigmatisme . .	3/4	—	3/4	—

Cela confirme en tous points les résultats obtenus par Von Reuss à savoir que dans la jeunesse la réfraction de bien peu d'yeux reste stationnaire.

La grande majorité des hypermétropes, deviennent emmétropes et même myopes.

Les emmétropes vont à la myopie.

Les myopes augmentent en nombre et en intensité.

CONCLUSIONS :

— La myopie peut être congénitale.

— Elle peut résulter de dispositions héréditaires.

— Elle est le plus souvent acquise et c'est l'Ecole qui forme la plus grande pépinière des myopes.

— La myopie qui est inconnue chez les sauvages croît chez les peuples proportionnellement au degré de leur instruction.

Reuss, sur 100 sujets a trouvé 42 p. 100 chez qui la réfraction reste stationnaire.

La myopie entraînant une diminution de l'acuité visuelle et même assez fréquemment la perte de la vision. Il importe aux peuples civilisés de connaître la myopie dans toutes ses manifestations. Il importe d'en rechercher la nature intime afin d'en déterminer la prophylaxie par une bonne hygiène et en même temps afin d'en arrêter les progrès quand elle existe par une thérapeutique rationnelle.

Pour aborder utilement la pathogénie de la myopie, il faut la connaître au point de vue physique, anatomique et clinique. Je vais en exquisser rapidement les principaux caractères tout en donnant en même temps les moyens que possède la science pour reconnaître la myopie et en mesurer le degré.

Structure de l'œil myope.

La myopie est due à un allongement de l'axe antéro-postérieur.

On pensait autrefois que la myopie était due généralement à un excès de *convexité de la cornée*. C'est une erreur dont on est revenu. En général chez les myopes la cornée est moins convexe que chez les autres, et plus la myopie est forte et plus aussi la convexité cornéale est peu marquée.

Dans la *cataracte*, au début on constate souvent un certain degré de myopie. Dans ce cas la myopie est occasionnée par une augmentation dans l'indice de la réfraction du cristallin.

— Règle générale ainsi que Alt l'a prouvé, par autopsie la myopie est le fait d'un allongement de l'axe visuel ; l'œil myope au point de vue anatomique est plus allongé que l'œil emmétrope.

L'allongement de l'œil myope est proportionné au degré de la myopie, c'est-à-dire au nombre de dioptries de myopie. Etant donné un œil myope on peut facilement en déterminer la longueur en mesurant le degré de l'amétropie.

Wecker et Laudolt ont fait des calculs à ce sujet qui donnent des résultats les plus précis :

Allongement de l'œil myope.

Calcul par dioptries de Wecker et Landolt.

DEGRÉ de MYOPIE.	DISTANCE du PUNCTUM REMOTUM en millimètres.	AUGMENTATION de LONGUEUR CORRESPONDANTE DE L'ŒIL MYOPE en millimètres.
0 50 D.	2,000	0 16
1 »»	1,000	0 32
1 50	0,666. 6	0 49
2 »»	0,500	0 66
2 50	0,400	0 83
3 »»	0,333. 3	1 »»
3 50	0,285. 7	1 19
4 »»	0,250	1 37
4 50	0,222. 2	1 55
5 »»	0,200	1 74
6 »»	0,166	2 13
7 »»	0,428	2 52
8 »»	0,125	2 93
9 »»	0,111. 1	3 35
10 »»	0,100	3 80

Dans quelques cas l'œil myope a mesuré 30 1/2

Voici un œil artificiel qui vous fera voir l'accroissement de l'axe oculaire comparativement au degré de la myopie.

Ce qui fait la caractéristique de l'œil myope c'est que

l'écran qui reçoit les images, ou autrement dit la rétine, se trouve situé en arrière du foyer principal du système dioptrique.

Vous savez que dans l'hypermétropie la rétine se trouve en avant du foyer principal et que dans l'emmétropie, la rétine se trouve au niveau de ce foyer. *L'œil myope est donc un œil trop long.*

Outre cet excès de longueur, l'œil myope présente souvent des lésions congestives et atrophiques des membranes dont les principales sont :

1° Le Staphylôme postérieur avec ou sans croissant atrophique péri-papillaire.

2° Les altérations du muscle ciliaire décrites par Ivanof, altérations qui portent surtout sur les fibres circulaires.

3° Le décollement de la rétine.

Voici des dessins qui vous donnent une idée très exacte des diverses variétés de ces lésions et qui vous prouvent en somme que la myopie est une affection grave digne du plus grand intérêt de la part du corps médical, puisque les lésions que nous venons de citer entraînent bien souvent la cécité.

Les milieux de l'œil sont aussi bien souvent intéressés.

Le corps vitré est fréquemment le siège de flocons noirs plus ou moins épais. Enfin le cristallin est parfois le siège d'opacités qui aboutissent à une cataracte dont la marche est généralement lente.

Le corps vitré est, dans certains cas, le siège d'hémorragies et j'ai signalé au congrès de Rouen (1883) la coexistence fréquente du glaucome avec la myopie.

SÉMEIOLOGIE.

Formation des Images.

Punctum remotum. Vision.

Il résulte des notions précédentes que les objets éloignés situés à l'infini seront vus confusément par l'œil myope. Le myope cligne les paupières pour éviter les cercles de diffusion. Seuls, quand l'œil est à l'état statique, les objets situés au foyer conjugé de la rétine viendront faire leur image nette sur la rétine. Le point de l'espace où se trouve ce foyer conjugé s'appelle le punctum remotum. Plus la myopie est élevée, plus le punctum remotum est rapproché de l'œil.

La distance du punctum remotum à l'œil donne la mesure exacte de la myopie. Si ce point est à un mètre la myopie égale 1 dioptrie, si ce point est à $0^{m}50$ centimètres la myopie égale 2 dioptries.

Si la myopie est de 4.50 dioptries, ce point se trouve situé à 22 centimètres, limite de la presbytie. En conséquence un myope de 4.50 dioptries et au-dessus ne deviendra jamais presbyte et n'aura jamais besoin pour lire à $0^{m}22$ d'exercer son accommodation.

Il est facile de concevoir également que l'accommodation, ajoutant sa force à celle de la myopie, permet au myope de voir de plus près que l'emmétrope ou autrement dit le *punctum proximum* est plus rapproché chez le myope que chez les autres yeux. C'est-à-dire que chez le myope au-dessous de 4.50, la presbytie fera son apparition d'autant plus tard que la myopie sera plus forte.

Le myope voit donc très bien les objets rapprochés.

L'acuité visuelle du myope peut égaler celle de l'emmétrope, elle lui est généralement inférieure. Toutefois à cause de la structure de l'œil myope, la distance qui existe entre le point nodal et la rétine étant plus étendue, les objets paraissent plus grands car leur image occupe une place plus grande sur la rétine, ainsi qu'il serait facile de le prouver par une figure géométrique.

Chez les myopes âgés, la vision s'améliore un peu, non pas parce que l'œil devient meilleur, mais parce que la pupille se rétrécissant fait disparaître les cercles de diffusion. Chez les personnes âgées l'accommodation diminuant, le sujet peut lire à une plus grande distance qu'auparavant.

D'après Donders, il arrive parfois qu'avec l'âge, la réfraction de l'œil myope diminue ce qui expliquerait l'amélioration de la vision.

ASTHÉNOPIE.

Strabisme Le myope, en raison de l'allongement de l'axe antéro-postérieur converge avec difficulté pour la vision binoculaire ; plus la myopie est forte, plus l'œil est allongé et plus la convergence s'exécute difficilement par les droits internes. De là une fatigue considérable à laquelle le myope échappe en évitant la vision binoculaire et cela soit par un strabisme divergent soit plus rarement par un strabisme convergent.

Mouches. Le myope voit souvent des points noirs dûs aux troubles de l'humeur vitrée ou à la congestion vasculaire.

…ophobie La lumière est fatiguante.

Le clignement des paupières engendre souvent l'inflam- *…pharite* mation de ces organes, inflammation qui se transmet *Voies …rymales* parfois aux voies lacrymales.

…tômes Outre cela, il y a souvent des scotomes dans le champ visuel du myope, ces scotomes sont souvent précédés de photopsies.

…otopsies Le globe oculaire par suite des phénomènes congestifs *…sibilité du globe …ulaire* dont il est le siège est parfois sensible à la pression. Les phénomènes congestifs se traduisent particulièrement par des maux de tête.

Tous ces symptômes ont leur raison d'être dans la structure et les lésions de l'œil myope, ainsi qu'il est très facile de le comprendre.

DIAGNOSTIC.

Degré de Myopie.

Mesure.

Les rayons venant de l'infini vont se réunir en avant de la rétine de là vue confuse.

Si l'objet d'où viennent les rayons lumineux se rapproche, ceux-ci deviennent de plus en plus divergents et leur foyer conjugué s'éloigne de plus en plus du foyer principal et se rapproche de l'écran rétinien jusqu'à coïncidence parfaite. Cette distance à laquelle la vision de l'objet se fait distinctement à l'*état statique* sans accommodation donne précisément le degré de la myopie ; ce point c'est le *punctum remotum* comme nous venons de le voir.

Le verre concave dont la force est suffisante pour faire refracter les rayons de l'infini comme s'ils venaient de ce punctum remotum c'est-à-dire du foyer principal virtuel de l'œil myope, ce verre concave donne aussi la mesure de la myopie. Il est donc bien simple de mesurer la myopie de n'importe quel sujet.

Il suffit pour cela d'avoir une boite de verre et le Test. Types de Suellen ou autre.

Le verre concave le plus faible qui donne l'acuité visuelle maximum mesure la réfraction et donne le degré de la myopie.

La science possède encore d'autres moyens pour reconnaître et mesurer la myopie.

Ce sont : le troustênopéique ou méthode de Scheiner. L'ophthalmoscopie, la rétinoscopie et la prisoptométrie.

1° La méthode de Scheiner est également très simple. Le myope voit double à travers les deux trous sténopéiques, la diplopie est homomyme, et le verre concave qui fait disparaître la diplopie donne en même temps la mesure de la myopie.

L'ophthalmoscope nous donne également une série de méthodes pour diagnostiquer et mesurer la myopie.

1° L'ophthalmoscopie directe et rapprochée chez le myope donne l'absence d'image papillaire, cette absence est caractéristique de la myopie. Le verre concave le plus faible qui rendant parallèles les rayons sortis de l'œil myope examiné permettra de voir l'image papillaire, donnera à l'observateur la mesure de la myopie de l'œil observé et cela sans qu'il ait besoin de recourir à l'examen de l'acuité visuelle du sujet.

2° L'ophthalmoscopie directe à distance avec l'ophthalmoscope tenu en arrière du punctum remotum de l'œil myope permettra de voir une image réelle et renversée de la papille. Le point où cette image sera perçue donnera la valeur de la myopie.

3° *L'ophthalmoscopie* indirecte au moyen de la loupe donne des résultats tout aussi précis :

Chez l'œil myope on obtient une image papillaire petite qui grandit au fur et à mesure qu'on éloigne la loupe de l'œil observé ; ce phénomène est caractéristique de la myopie et le verre concave qui, mis devant l'œil observé, rendra l'image papillaire plus grande et invariable, malgré les mouvements de la loupe, sera le verre qui donnera la mesure exacte de la myopie.

4° L'ophthalmoscopie a fourni à notre excellent et distingué confrère le docteur Cuignet l'occasion de découvrir une nouvelle méthode pour le diagnostic de la réfraction oculaire, cette méthode qu'il a désignée d'abord sous le nom de kératoscopie porte aujourd'hui le nom de *rétinoscopie*, on pourrait aussi l'appeler l'ombroscopie.

L'ophthalmoscope concave dirigé sur un œil myope donne lieu, quand on le fait pivoter sur l'un ou l'autre de ses axes, à un jeu d'ombre et de lumière qui va dans le même sens que le miroir ; ce jeu va en sens inverse dans l'hypermétropie et il est nul dans l'emmétropie.

Le verre concave qui neutralise le jeu de l'ombre et de la lumière donne la valeur de la myopie, le verre convexe qui arrive au même résultat dans l'hypermétropie donne également la valeur de cette dernière.

Je ne puis entrer ici dans les détails de cette méthode dont la simplicité ne le cède qu'aux services qu'elle rend journellement dans la pratique de l'oculistique. Il est facile de comprendre qu'avec l'ophthalmoscope on peut mesurer la réfraction de n'importe quel sujet sans demander à ce dernier le moindre renseignement.

5° Je finirai cette partie de la question en vous signalant une nouvelle méthode de mesurer la réfraction : *La prisoptométrie*; cette méthode qui vient de paraître en Amérique se recommande aussi par sa simplicité et je crois qu'elle est appelée à rendre les services comme méthode subjective analogues à ceux que rend la rétinoscopie comme méthode objective.

L'inventeur, Culbertson, a utilisé le dédoublement des images par le prisme. Une arête de prisme mise au travers de la pupille au niveau de son diamètre horizontal donne une image double des objets (diplopie monoculaire) — Il a en outre utilisé les variations de grandeur des images chez les myopes, les emmétropes et les hypermétropes, images plus petites chez l'hypermétrope que chez l'emmétrope et le myope.

L'auteur a construit un appareil composé : 1° d'une prisme avec un disque dont le milieu est traversé par l'arête du prisme de façon à produire facilement la diplopie monoculaire ; 2° d'un carton noir sur lequel est tracé un cercle blanc, dont les dimensions sont telles, que vus à 4 mètres par un emmétrope au travers le prisme, les deux cercles qui résultent se trouvent en contact immédiat par leur circonférence.

Il est facile de comprendre que pour le myope les deux cercles empièteront d'autant plus l'un sur l'autre que la myopie sera plus forte. D'un autre côté le verre concave qui rendra tangentes les deux circonférences du cercle sera le verre qui mesurera le degré de la myopie.

L'enfant le moins intelligent, le sujet le moins illettré pourra donc subir avec succès l'interrogation de cette méthode subjective qui, à mon avis, ne tardera pas à faire le tour du monde.

Il est bien entendu que dans l'emploi de toutes ces méthodes, il faudra se prémunir contre une cause d'erreur fréquente :

L'accomodation du sujet et celle de l'observateur c'est l'atropine qui pourra se charger de ce soin.

DE LA PRÉDISPOSITION A LA MYOPIE.

Reuss a démontré que sur 100 sujets il y en a 42 °/° chez qui la réfraction reste stationnaire, bien qu'ils soient soumis aux mêmes conditions scolaires, aux mêmes causes que les autres. Ce fait indique donc qu'il y a un terrain spécial sur lequel agissent les causes déterminantes de la myopie, autrement dit, il faut pour qu'un œil devienne myope que cet œil ait une prédisposition héréditaire ou accidentelle.

Il y a donc à étudier au point de vue pathogénique :

1° Les causes prédisposantes ;

2° Les causes déterminantes ;

1° *Causes prédisposantes.* — La science ne connait pas encore ce qui fait la prédisposition à la myopie, malgré les recherches consciencieuses faites par certains auteurs dans le domaine de l'embryologie et même dans celui de l'enthropologie. — Les arrêts de développement, le cordon funiculaire de Hannover ou bien les mesures crâniennes et orbitaires n'ont rien donné de précis. Ces causes du reste n'offrent au praticien et à l'hygiéniste qu'un intérêt secondaire puisqu'il leur serait difficile de les atteindre. Il n'en est pas de même des causes déterminantes ou efficientes.

Pour bien connaître ces causes, il faut se faire une idée aussi exacte que possible de la nature du processus myopique.

PATHOGÉNIE — NATURE DE LA MYOPIE.

Analogies entre le glaucome et la myopie

Le processus myopique est constitué primitivement par l'augmentation des liquides intra-oculaires et consécutivement par la distension des membranes. Ces deux facteurs dont l'un entraîne l'autre constituent la myopie dans ce qu'elle a d'essentiel.

L'augmentation des liquides intra-oculaire est le fait d'un trouble circulatoire constitué soit par une secrétion plus abondante, soit par une excrétion insuffisante des liquides soit par l'un et l'autre de ces facteurs à la fois.

Ces éléments sont, on le sait, ceux qui président à la formation du glaucome et la différence qui existe entre le processus gaucomateux et le processus myopique c'est que chez l'un les membranes sont plus résistantes, ainsi que l'à dit Cusco et qu'alors elles ne cèdent pas de là l'excès de tension et le glaucome. Chez l'autre au contraire les membranes se laissent distendre et l'excès de tension n'étant pas appréciable par suite de cette augmentation de capacité il y a myopie.

Cusco a le premier signalé les rapports qui existent entre la myopie et le glaucome, il a surtout attiré l'attention des médecins sur la plus grande épaisseur de la sclérotique dans les yeux glaucomateux. J'ai pour ma part repris la théorie de *Cusco* dans un travail présenté à Rouen au sujet du décollement de la rétine. (Association française pour l'avancement des sciences, congrès de Rouen août 1883).

J'ai donné dans ce mémoire les preuves cliniques qui manquaient à la théorie de Cusco.

J'ai signalé des cas de coexistence de glaucome et de décollement de rétine et de myopie, et, conséquent avec la théorie que j'exposais, j'ai proposé de diriger contre la myopie progressive et le décollement de la rétine le traitement que l'école moderne a institué avec tant de succès contre le glaucome. Je suis redevable à cette méthode de succès qui me confirment dans l'opinion que je partage et que je défends avec *Cusco* à savoir que le processus myopique et le processus glaucomateux, sont de la même famille et présentent entre eux les analogies les plus frappantes et des plus intéressantes pour les médecins, puisqu'elles servent de guide dans le choix du traitement qu'il convient d'opposer à la forme progressive de la myopie et aussi à l'une de ses complications les plus terribles, je fais allusion au décollement de la rétine.

Ainsi donc la myopie est due comme le glaucome à un excès de tension des liquides.

D'autre part la physiologie nous fait voir que la réplétion mécanique des vaisseaux de l'œil provoque une augmentation de la tension intra oculaire.

Donc c'est la congestion des vaisseaux qui détermine

le processus myopique et tout facteur capable d'entraîner la congestion oculaire doit être rangé parmi les causes déterminantes. Nous allons brièvement examiner ces divers facteurs sans toutefois nous arrêter à en rechercher le mode d'action précis. La science du reste n'est pas encore fixée sur ce dernier point.

Parmi ces facteurs il y a l'inclinaison de la tête. Les efforts de convergence et d'accomodation.

1° *L'inclinaison de la tête* pendant le travail congestionne la tête et l'œil. Le fait est des plus faciles à vérifier, il suffit de voir l'état des veines et des artères de la face pendant l'inclinaison de la tête.

Les veines alors sont turgescentes et le pouls de la temporale est plein ; si l'on relève la tête, les artères et les veines se vident en partie, il y a comme un trop plein qui disparaît. C'est ce fait qui nous explique la fâcheuse influence des tables scolaires mal construites et l'importance considérable qui s'attache à la réforme du mobilier scolaire, nous examinerons plus tard les conditions qu'une bonne hygiène exige dans la construction des tables.

2° *Efforts de convergence.* — Ces efforts sont très considérables à cause de la longueur de l'axe antéro-postérieur. Les droits internes ont besoin pour la vision binoculaire de se contracter avec force. Dans ce mouvement les droits externes agiraient d'après certains auteurs comme organes compresseurs du globe oculaire et c'est cette compression qui, pour ces auteurs, déterminerait la distension des membranes au niveau du pôle postérieur et en même temps la formation du staphylôme au côté externe de la papille.

Compression du globe oculaire.

L'acte de convergence est d'autant plus difficile à accomplir que la valeur négative de l'angle α est plus considérable.

Angle a. (alpha).

Chez le myope la ligne visuelle est le plus souvent en dehors du centre de la cornée.

Myopie forte Plus la myopie est forte et plus la convergence est pénible, elle devient pénible au delà de 3 ou 4 dioptries, elle est impossible sans verre dans les myopies de 10 à 15 dioptries. Dans ces cas il y a toujours un œil qui est exclu durant la fixation ; Ces myopes lisent avec un seul œil.

(Horlogers) Ce qui prouve l'influence de la convergence c'est que les horlogers et les bijoutiers qui regardent beaucoup de près avec un seul œil ne sont pas plus myopes que les autres artisans.

3° *Efforts d'accommodation.* — Les lésions que le Docteur Iwanoff a signalées au niveau du muscle ciliaire prouvent que l'accommodation joue un rôle dans la myopie. Du reste ainsi que Hensen et Volkers l'ont démontré, c'est sous l'influence de la contraction du muscle ciliaire que la choroïde se déplace et se trouve entraînée en avant.

Tout ce qui mettra en jeu l'accommodation sera donc de nature à déterminer la myopie ; Le défaut d'éclairage, les taies de la cornée, les opacités des milieux oculaires, les livres mal imprimés sont dans ce cas. En effet dans ces circonstances la vision n'est pas nette, aussi, le sujet a-t-il une tendance à accommoder pour obtenir une image plus grande. L'accommodation augmente la myopie et plus la myopie est augmentée et plus aussi l'image des objets est plus grande et plus distincte. Presque tous les malades qui ont des taies de la cornée acquièrent par ce mécanisme une myopie très prononcée.

HYGIÈNE, PROPHYLAXIE ET TRAITEMENT DE LA MYOPIE

1° *Hygiène et prophylaxie.* — La prophylaxie de la myopie découle tout naturellement de l'étude que nous venons de faire, il suffira en effet de faire disparaître les causes déterminantes pour prévenir la myopie ou pour l'enrayer dans sa marche quand elle existe.

Pour cela il faut :

1° De bonnes tables
2° Un bon éclairage
3° Des livres bien imprimés
4° Des repos fréquents.

2° *Tables scolaires.* — Une table d'école doit maintenir l'écolier dans une bonne position, empêcher la taille de se dévier et soustraire les yeux aux effets de la congestion qui produit l'inclinaison de la tête en avant.

La table doit donc être proportionnée à la taille du sujet, aussi en Amérique chaque élève a sa table prise sur sa taille. En Suisse on répond à tous les besoins avec 7 modèles. En France je connais cinq types dans le nouveau mobilier des écoles primaires.

Les dossiers, les bancs et les pupitres doivent remplir certaines indications qu'il est indispensable de connaître.

1° *Le dossier* dont chaque banc doit être muni pour soutenir l'élève doit avoir 0,10 de largeur, il doit être placé au dessus des hanches au niveau des reins, et de plus il doit soutenir l'enfant même quand il travaille. Aussi doit-il être placé verticalement au niveau du bord postérieur du banc.

2° *Le banc* doit être suffisamment large pour soutenir le plein de la cuisse, il doit être construit de façon que la plante du pied repose naturellement sur une planchette destinée à la recevoir.

3° *Le pupitre* doit être à une hauteur convenable et avoir une inclinaison de 20 à 25 degrés. Il faut en outre que son bord postérieur soit au moins au niveau du bord antérieur du banc et même d'après Cohn, il doit le dépasser en arrière de quelques centimètres.

Avec cette disposition l'enfant assis sur le banc rencontre immédiatement le pupitre et il n'est pas obligé de s'incliner en avant; de plus la hauteur du pupitre étant convenable les épaules ne sont pas repoussées en haut. La pente de 20 à 25 degrés est celle qui convient pour l'écriture. — Pour la lecture une pente de 45 degrés serait préférable, c'est dans cette position que les muscles de l'œil peuvent fixer avec le minimum de travail et de fatigue. Aussi serait-il désirable de voir surajouter un tout petit pupitre mobile en fil de fer sur lequel chaque élève pourrait poser son livre. L'inclinaison de ce pupitre jointe à celle du pupitre fixe donnerait l'angle désirable pour la lecture soit 45 degrés.

Les bancs construits par la maison Ch. Bonnet et Cie, usines Gutemberg, 79 Boulevard Edgard Quinet dont voici le modèle répondant parfaitement aux indications que nous venons d'exposer. Il suffirait d'y ajouter le tout petit pupitre mobile dont nous venons de parler et que nous conseille du reste notre distingué maître et ami le docteur Abadie.

Éclairage. — Il faut que l'éclairage des classes soit aussi abondant que possible. Un éclairage insuffisant, comme nous le savons, force le sujet à accommoder et à converger pour rendre la vision plus nette en augmentant momentanément la myopie.

Dans les villages la question de l'éclairage est plus facile à résoudre ; à cause de l'éloignement habituel de l'école des maisons voisines, il est souvent aisé de construire des classes où le jour pénètre abondamment de plusieurs côtés. Dans les villes il n'en est pas de même, et, dans le cas où le jour pénètre d'un seul côté il importe de disposer les tables de telle façon que la lumière vienne du côté gauche.

L'éclairage latéral gauche est préférable à l'éclairage latéral droit parce qu'il supprime l'ombre de la main qui gêne considérablement la vision dans l'éclairage latéral droit.

Il importe donc de ranger les tables perpendiculairement au côté des fenêtres.

Quand les tables sont situées parallèlement à ce côté l'élève reçoit la lumière en pleine face et se trouve facilement ébloui, aussi incline-t-il la tête pour abriter les yeux contre une lumière trop vive.

Si l'on ne peut obtenir l'éclairage latéral gauche, il faut alors faire des fenêtres élevées, car la lumière venant de haut se répand plus uniformément quelque soit le côté d'où elle arrive.

Ces conseils sont conformes à la manière de voir de Cohn et d'Abadie à laquelle s'est ralliée la grande majorité des ophthalmologistes qui se sont occupés de ces questions.

Le soir il faut veiller à ce que l'éclairage soit abondant et cela en multipliant le nombre des lumières.

La lampe à l'huile donnera le meilleure éclairage à cause

du nombre considérable des rayons jaunes qui en émanent.

Il faudra munir les lampes ou les becs de gaz, de bons réflecteurs et il est bien entendu que les dispositions des lampes sera telle qu'elles donneront à l'élève un bon éclairage latéral gauche.

Avec des bancs bien construits, avec un bon éclairage, il faudra encore donner aux élèves des livres bien imprimés et de plus bien régler leurs heures de travail et d'exercices.

La longueur des lignes dans les livres ne doit pas dépasser 90 à 100 millimètres. La hauteur minimum des caractères d'imprimerie doit être de 1 millimètre 5 et les interlignes doivent avoir une valeur minimum de 2 millimètres 5.

Il ne faudra pas prolonger la durée des classes et des études surtout chez les jeunes élèves. Il importe d'intercaler des repos aussi fréquents que possible. Dans le même but, les professeurs auront soin de donner peu de dictées et de punir les élèves autrement que par les pensums.

Les exercices à la campagne seront très favorables aux élèves, le champ de regard n'y est pas limité et l'accomodation s'y repose d'autant mieux.

Les lectures en marchant ou en chemin de fer sont nuisibles et le professeur doit veiller à ce que l'élève en général tienne son livre à la distance de 35 centimètres.

Tout élève qui s'approchera plus près aura besoin d'être surveillé et de subir un examen spécial de la vision.

CORRECTION DE LA MYOPIE

Quand un enfant atteint de myopie ne peut plus lire ou écrire sans s'approcher du livre ou du cahier en deça de la distance normale, il importe de corriger sa myopie et de lui donner des lunettes convenables.

Il importe de se rappeler dans le choix des lunettes que le muscle ciliaire des myopes est souvent insuffisant et que par conséquent on ne doit faire de correction complète que chez les jeunes sujets et encore dans les myopies peu avancées.

Règle générale : il faut donner à l'élève deux paires de lunettes :

1° Une paire pour voir de loin qui permettera de suivre facilement les exercices au tableau. Les verres de ces lunettes doivent corriger complètement ou à peu près la myopie.

2° Une paire pour voir de près à correction incomplète. Ces lunettes devront être telles que la myopie non corrigée permettra au sujet de voir à 33 centimètres sans accomoder. On pourra donc laisser sans correction 3 droptries de myopie, comme maximum et cela règle générale. En effet la diminution possible de l'acuité visuelle par le fait des lésions des milieux et des membranes, et d'autre part l'état variable du muscle ciliaire font, qu'il est des cas, où la règle générale précitée n'est pas applicable et qu'il faut procéder alors par tâtonnements. L'expérience seule peut alors déterminer le choix du verre convenable.

Je n'ai pas besoin d'insister sur l'importance qu'il y a à bien choisir les verres correcteurs. Ce choix influe considérablement sur la marche de la myopie.

Un verre correcteur trop fort mettra en suractivité le muscle de l'accomodation. Un verre correcteur trop faible exigera encore un degré d'inclination exagéré de la tête et par le fait une convergence rapprochée ; or, nous savons que ces divers états constituent les principaux facteurs de la myopie progressive.

Comme exemple de correction si nous supposons une myopie de 6 dioptries, chez un élève il faudra lui donner :

1° Pour voir de loin au tableau une paire de lunettes de 6 dioptries concaves.

2° Pour voir de près pour écrire et lire. Une paire de lunettes de 3 dioptries.

Quand il y a de l'asthénopie par insuffisance des droits internes et règle générale dans la grande majorité des myopies au delà de 6 dioptries, il faut ajouter aux verres concaves des verres prismatiques à base interne de 1 à 2 degrés et plus, selon la mesure de l'insuffisance.

Les lois de la réfraction des rayons lumineux au travers les prismes nous font facilement comprendre l'importance de l'addition des verres prismatiques dans les cas de ce genre. Ils aident considérablement l'action des droits internes, ils diminuent le degré de convergence exigible pour la vision binoculaire et par conséquent ils arrêtent l'action de l'un des facteurs les plus puissants de la myopie progressive.

Chez les jeunes sujets, il faut se défier d'une cause d'erreur très fréquente : Le spasme de l'accommodation. Ce spasme exagère la myopie et parfois il est tel qu'il fait paraître myopes des yeux emmétropes et hypermétropes, il ne faut pas hésiter dans bien des cas à paralyser l'accommodation par l'atropine de façon à éviter une erreur qui pourrait être très préjudiciable.

TRAITEMENT DES COMPLICATIONS DE LA MYOPIE ET DE LA MYOPIE PROGRESSIVE.

1° Le spasme de l'accomodation qui est fréquent chez les jeunes gens se rencontre aussi bien souvent chez les myopes. Une solution d'atropine au centième aura facilement raison de ce symptome.

Quelques auteurs ont conseillé l'usage du collyre à l'atropine durant 7 ou 8 jours, lors des vacances, pour arrêter les progrès de la myopie. C'est à mon avis une excellente pratique qui associée au repos, à l'usage des verres fumés et à l'emploi des ventouses donne des résultats satisfaisants ; 2 ou 3 fois par an, je soumets les élèves qui ont une myopie à tendance progressive à ce repos forcé des yeux et j'ai pu me convaincre de sa réelle efficacité.

Quand les phénomènes congestifs sont plus accentués, quand il y a des mouches volantes, des maux de tête, il faut, tout en recourant à ce traitement ne pas hésiter à employer les déplétions sanguines et la ventouse Heurteloup ; en même temps il est bon d'user aussi largement que possible de ventouses sèches à la nuque, tout en faisant usage de la pommade d'hydrargyre.

Enfin quand la myopie s'accentue davantage, quand l'acuité visuelle diminue et surtout quand on rencontre des cas de myopie avec altération du champ visuel, soit que l'atération se fasse sans forme concentrique ou quelle ait lieu dans une moitié ou dans une zône spéciale du champ visuel, il faut ne pas hésiter à faire soit la sclérotomie soit l'iridectomie.

Cette méthode de traitement que j'ai proposée pour la première fois au congrès de Rouen (août 1883) m'a donné des succès remarquables sur des yeux qui se seraient infailliblement perdus sans l'intervention de cette méthode nouvelle, qui, je dois le dire, ne peut faire courir aucun risque au malade quand elle est exécutée par un chirurgien qui a l'expérience des opérations sur l'œil.

J'ai remarqué que la tendance au décollement de la rétine et aux phénomènes glaucomateux existait surtout chez les myopes de 8 à 12 dioptries et plus, chez qui l'ophthalmoscope ne permettait pas de découvrir de croissant blanc péri-papillaire que l'on désigne généralement sous le nom de staphylôme ; j'en ai conclu que la présence du croissant ou du staphylôme favorisait l'excrétion des liquides. La choroïde atrophiée à ce niveau laisse à nu la sclérotique et cette membrane privée de sa doublure principale, permet à cet endroit une filtration plus grande des liquides et s'oppose par le fait jusqu'à un certain point aux accidents de la myopie : le décollement de la rétine et le glaucome.

Mon observation depuis l'an dernier semble confirmer cette manière de voir toute spéciale sur le rôle du staphylôme. Toutefois il est bon qu'elle soit confirmée par un plus grand nombre de faits.

En attendant, la présence ou l'absence du staphylome est pour moi un guide jusqu'à présent pour l'intervention énergique que j'ai proposée et exécutée avec succès contre l'affection si grave qui constitue la myopie progressive.

Déjà la science avait mis à contribution l'intervention chirurgicale pour arrêter les progrès de la myopie progressive. De Graefe voyant dans la convergence le facteur principal de la myopie avait proposé la ténotomie du droit externe pour arrêter ou diminuer les effets fâcheux de ce facteur. L'insuffisance du droit interne servant de point de repaire pour l'emploi de cette méthode. Il y a quelques temps l'un des maîtres les plus distingués de l'ophthalmologie française le Dr Abadie reprenait cette méthode en modifiant et en proposant une section incomplète du droit externe.

Ces diverses méthodes pourront peut être, en se combinant l'une à l'autre, rendre des services importants à des malheureux qu'une affection progressive conduit lentement et presque fatalement à la cécité.

H.-N. DRANSART.

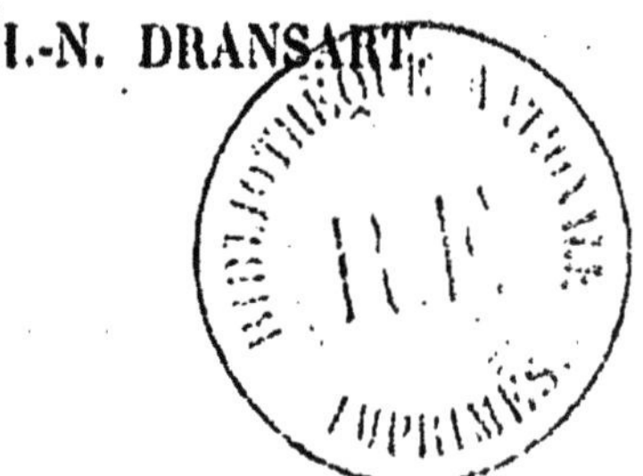

Arras. — Imprimerie et Lithographie G. MARÉCHAL, rue Saint-Maurice, 76.

INSTITUT OPHTHALMIQUE

DE SOMAIN (NORD)

ET DES MINES D'ANZIN

Fondé en 1873 par le Dr DRANSART.

NOTA. — *L'Institut ophthalmique de Somain donne des soins gratuits à tous les indigents du Nord de la France. En cas d'opération la commune supporte seulement les frais de nourriture, de médicaments et d'appareils de pansements.*

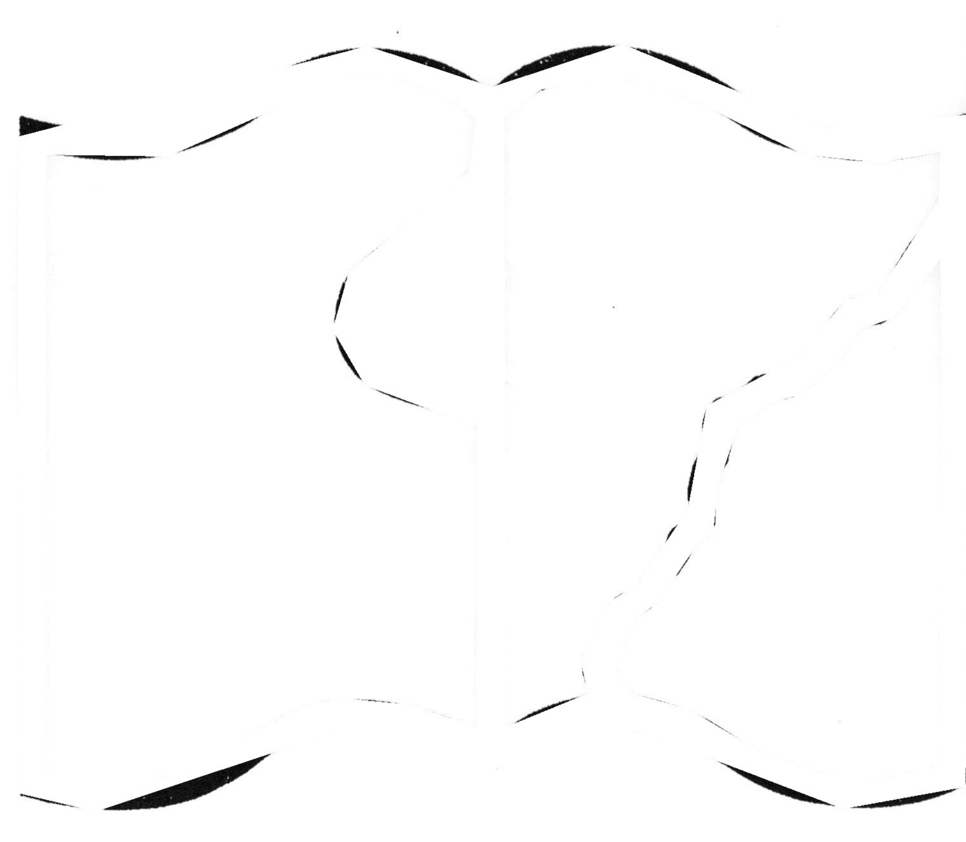

Texte détérioré — reliure défectueuse

NF Z 43-120-11

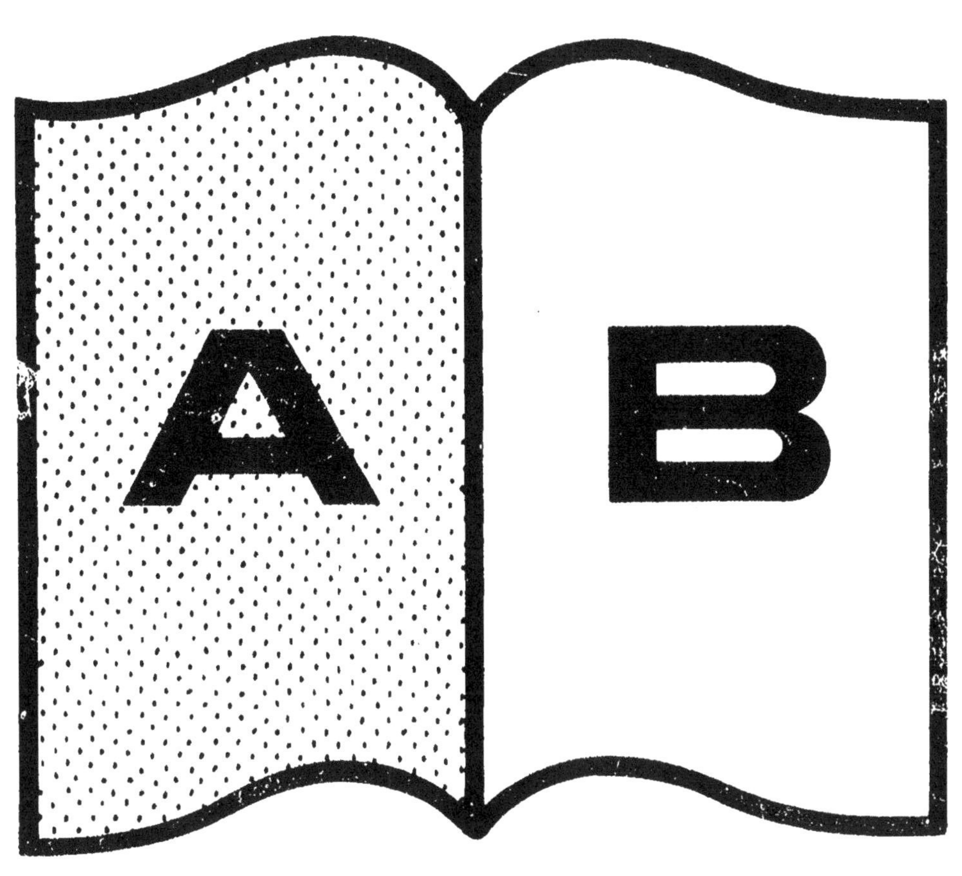

Contraste insuffisant

NF Z 43-120-14

www.ingramcontent.com/pod-product-compliance
Ingram Content Group UK Ltd.
Pitfield, Milton Keynes, MK11 3LW, UK
UKHW021210230726
13926UKWH00001B/421